RECETAS DE COCINA CROCK-POT

2021

RECETAS CON OLLA DE COCCION LENTA

PARA CUALQUIER OCASION

JAIME GREENE

Tabla de contenido

Pollo Pad Thai

Ingredientes

- 2 a 3 libras de muslos o pechugas de pollo (sin piel).

- 2 calabacines medianos.

- 1 zanahoria grande.

- 1 puñado de brotes de soja (opcional).

- 1 manojo pequeño de cebollas verdes (para salsa y decorar)

- 1 taza de leche de coco.

- 1 taza de caldo de pollo.

- 2 cucharadas colmadas de SunButter (mantequilla de semillas de girasol, para reemplazar el sabor a maní).

- 1 cucharada de Coconut Aminos (o tamari sin trigo, para reemplazar la salsa de soja).

- 2 cucharaditas de salsa de pescado. Yo uso salsa de pescado Red Boat, que es apta para paleo.

- 2 cucharaditas de jengibre en polvo (o aproximadamente 1 cucharada de jengibre recién picado).

- 2 dientes de ajo, machacados y picados, o 1 cucharadita de ajo en polvo.

- 1 cucharadita de pimienta de cayena.

- 1 cucharadita de hojuelas de pimiento rojo.

- Salt & Pepper para condimentar el pollo.

- Anacardos picados para decorar (opcional).

- Cilantro picado para decorar (opcional).

Preparación

1. Sazone su pollo con sal y pimienta, y un poco de pimienta de cayena y jengibre en polvo. Si tiene tiempo, dore el pollo en una sartén de hierro fundido para que comiencen los sabores. Este paso es completamente opcional.
2. En su olla, agregue la leche de coco y el caldo de pollo. Revuelva bien. Si está usando una leche de coco entera, asegúrese de revolver hasta que la leche de coco se disuelva por completo en el caldo de pollo.
3. Agregue su SunButter, aminoácidos de coco, salsa de pescado, jengibre, ajo, 2 cebollas verdes picadas, incluidas las claras, la cayena y el pimiento rojo.
4. Revuelva bien hasta que su SunButter se disuelva por completo.
5. Coloque sus pechugas o muslos de pollo en su líquido base.
6. Convierta sus calabacines en fideos vegetarianos con su cortadora en espiral, triture las zanahorias y lave los brotes de soja.
7. Mezcle los fideos de calabacín, las zanahorias y los brotes de soja en la encimera para mezclarlos bien.
8. Anida, o equilibre los fideos vegetales sobre la base de carne y líquido en su olla de cocción lenta, y presione hacia abajo de vez en cuando. El objetivo es que estén al vapor, no guisados.
9. Cocine de 3,5 a 4 horas a temperatura baja si está usando una olla de cocción lenta de 4 cuartos.
10. Cocine por no más de 6 horas a fuego lento (5 es ideal) si está usando una olla de cocción lenta de 6 cuartos.
11. Para servir, retire los fideos primero y déjelos a un lado, asegurándose de que no tengan líquido retenido.
12. Le quitó las pechugas o los muslos de pollo. Deshuesar si es necesario, luego picar en tiras. Vuelva a agregar un poco de la salsa / caldo restante de la olla a la carne y mezcle bien.

13. Coloque la carne y la salsa sobre los fideos y decore con cebollas verdes (cebolletas), cilantro picado y anacardos picados. ¡Disfrutar!

Pollo Con Manzana Y Camote

Ingredientes

- 2 batatas, peladas y cortadas en trozos de 1 pulgada
- 1 libra de muslos de pollo deshuesados y sin piel
- Sal marina + pimienta negra molida
- 2 dientes de ajo finamente picados
- 1/2 taza de cebolla morada picada
- 1 taza de salsa de manzana sin azúcar
- 2 cucharaditas de vinagre de sidra de manzana
- 1 cucharada de curry en polvo
- 1/2 cucharadita de jengibre molido
- Albahaca fresca picada

Preparación

1. Coloque los trozos de camote y los muslos de pollo en el fondo de una olla de cocción lenta. Condimentar con sal y pimienta. En un tazón pequeño, mezcle el ajo, la cebolla morada, la salsa de manzana, el vinagre de sidra, el curry en polvo y el jengibre. Vierta la mezcla sobre el pollo y los trozos de camote.
2. Tape y cocine a fuego lento durante 6-8 horas, hasta que el pollo y los camotes estén tiernos. Adorne con chuletas frescas de albahaca y sirva sobre verduras salteadas.

Pollo en olla de barro con chile, cilantro y limón

Ingredientes

- Un pollo entero orgánico grande de corral. El mío era de 6 libras para una olla de cocción lenta de 6 cuartos.

- Frote seco (pimienta negra, sal marina, chile en polvo, cayena en polvo, comino molido). Usé aproximadamente una cucharadita de sal, pimienta, comino y una cucharada de chile en polvo y cayena.

- 1/2 taza de jugo de lima (aproximadamente 2 limas).

- 1 lima entera extra para rellenar dentro de su pollo (sí, eso hace 3 limas en total).

- 2 puñados generosos de cilantro fresco.

- 3 dientes de ajo.

- 1 cucharada de aceite de oliva.

Preparación

1. Lave el pollo con agua fría del grifo y luego séquelo con toallas de papel.
2. Espolvoree su pollo con sal y pimienta y aplique una capa uniforme de chile en polvo, cayena y comino a su gusto. No hay una cantidad mágica o fórmula para usar, pero trate de cubrir todo el ave con algo de especias. Esto también ayuda a darle el color marrón dorado que ves en la imagen.
3. En una licuadora o procesador de alimentos, combine su jugo de limón, cilantro, ajo y aceite de oliva. Pulse hasta obtener una consistencia uniforme.

4. Toma la lima extra y hazle muchos agujeros con un tenedor. Ahora espolvoree esta lima con chile en polvo y péguela en la cavidad de su pollo.

5. Busque una bolsa con cierre hermético o un forro para ollas de barro lo suficientemente grande como para contener a todo su pájaro. Coloque su pájaro en la bolsa y vierta su adobo húmedo sobre él. Use sus manos para asegurarse de que la marinada se aplique uniformemente alrededor del pollo y debajo de la piel, esta es la parte importante. Puede pinchar las pechugas de pollo unas cuantas veces con un cuchillo para que se filtre la marinada, pero esto no es necesario. Asegúrate de aplicar bien la marinada y debajo de la piel.

6. Selle la bolsa herméticamente para que la marinada entre en contacto con todo el pollo. Usé una bolsa de forro de olla de barro que apreté alrededor del pollo y la marinada, y luego la metí en otra bolsa grande con cierre hermético.

7. Deje que su pollo se adobe durante la noche. Lo sé, tienes que esperar, pero la mañana será una auténtica cocina al estilo dump and go.

8. Coloque su pollo en su olla de cocción lenta junto con cualquier adobo que quede en su bolsa.

9. Cocine a fuego lento durante 6 a 8 horas. Recomendaría más cerca de 6. Será glorioso.

pollo de coco

Ingredientes

- 4 pechugas de pollo deshuesadas y sin piel o 6 muslos de pollo deshuesados y sin piel
- ½ taza de leche de coco light
- 2 cucharadas de azúcar morena
- 2 cucharadas de salsa de soja
- 2 dientes de ajo picados
- ⅛ cucharadita de clavo molido
- 6 cucharadas de coco desmenuzado
- cilantro fresco picado para decorar

Preparación

1. En un tazón grande, combine la leche de coco, el azúcar morena, la salsa de soja, el ajo picado y los dientes molidos.
2. Rocíe una olla de cocción lenta ligeramente con aceite en aerosol y coloque el pollo en el fondo. Vierta la salsa encima y cubra.
3. Cocine durante 4-5 horas o hasta que el pollo esté bien cocido. Sirve el pollo con coco rallado y cilantro.

Asado De Cordero Al Ajo

Tiempo total: 6-10 horas

Sirve: 2-4

Ingredientes

- 1 pierna de cordero que cabe en tu olla
- agua para cubrir el cordero
- 2 cucharadas de Worcestershire
- 2 cucharadas de vinagre de coco
- 6 dientes de ajo
- 1 cucharadita de sal marina
- 1 cucharadita de pimienta negra
- 1 cucharadita de romero
- Zanahorias, cebollas y calabacín picados

Preparación

1. Coloque todos los ingredientes en una olla de barro. Cocine a fuego lento durante 6-10 horas dependiendo de la configuración y el tamaño de la pierna de cordero.

Tazón de repollo de res desmenuzado con chile verde

Ingredientes

Ingredientes para carne de res en olla de cocción lenta:

- 2 libras de carne asada, bien recortada y cortada en tiras gruesas (tenía casi 3 libras de carne antes de cortarla).
- 1 cucharada de condimento para tacos de Kalyn (o su mezcla de especias favorita del suroeste)
- 2-3 cucharaditas aceite de oliva (según tu sartén)
- 2 latas (lata de 4 oz) de chiles verdes cortados en cubitos con jugo

Ingredientes para ensalada de repollo y aderezo:

- 1 repollo verde de cabeza pequeña
- 1/2 repollo morado de cabeza pequeña
- 1/2 taza de cebolla verde en rodajas finas
- 6 cucharadas de mayonesa o mayonesa light
- 4 cucharaditas jugo de limón recién exprimido (yo uso mi jugo de limón fresco congelado)
- 2 cucharaditas (o más) Salsa Tabasco Verde

Ingredientes para la salsa de aguacate:

- 2 aguacates grandes, cortados en cubitos
- 1 pimiento poblano (Pasilla) mediano, cortado en cubitos muy pequeños

- 1 cucharada de jugo de limón recién exprimido (yo uso mi jugo de limón fresco congelado)

- 1 cucharada de aceite de oliva virgen extra

- 1/2 taza de cilantro finamente picado (o use cebolla verde en rodajas finas si no le gusta el cilantro)

Preparación

Instrucciones:

1. Recorte toda la grasa visible y las partes indeseables del asado y córtelas en tiras gruesas. (Puede que ya esté en tiras cuando termine de recortar, pero apunte a tiras del mismo tamaño). Frote las tiras de carne con el condimento para tacos. Caliente el aceite en una sartén grande y pesada y dore bien la carne por todos lados. (No omita este paso; el dorado agrega mucho sabor).

2.

3. Coloque las tiras de carne dorada en la olla de cocción lenta y vierta los chiles verdes cortados en cubitos y el jugo de las latas. Cocine a fuego alto durante 3-4 horas, o hasta que la carne se deshaga fácilmente. (Si va a salir, también puede cocinar esto durante 6-8 horas a fuego lento). Cuando la carne esté lista, use una cuchara ranurada grande para colocarla en una tabla de cortar, dejando el líquido en la olla de cocción lenta. Triture la carne con dos tenedores y vuelva a colocarla en la olla de cocción lenta para que absorba el líquido y se mantenga caliente mientras prepara la ensalada de repollo y la salsa.

4.

5. Corta la col en tiras muy finas. (Usamos una Mandoline Slicer con la hoja de 1,5 mm para hacer rodajas muy finas, pero también puedes cortarlas a mano). Corta las cebollas verdes. Batir la mayonesa, el jugo de limón y la salsa Tabasco verde para hacer el aderezo. (Pruebe para ver si desea más limón verde o Tabasco verde y ajuste al gusto).

Luego, coloque el repollo y las cebollas verdes en un tazón y mezcle con el aderezo.

6.

7. Pelar y cortar el aguacate, colocar en un bol y mezclar con el jugo de limón. Pica finamente el cilantro (o la cebolla verde) y el chile poblano y agrégalos al aguacate. Rocíe el aceite de oliva y revuelva suavemente.

8.

9. Para armar el bol, poner una capa de repollo, luego una generosa cantidad de carne picante, rematada con un par de cucharadas de salsa de aguacate. Serví esto con Green Tabasco extra para aquellos que querían un poco más de picante.

10.

11. Si esto hace más de lo que comerá a la vez, solo aderezaría la cantidad de repollo que usará. Refrigere los ingredientes individualmente y luego caliente la carne y mezcle el repollo con el aderezo cuando quiera comer las sobras.

Pechuga De Pavo Asado Con Hierbas

Tamaño de la porción: 1/6 de la receta terminada | Calorías: 233 | Puntos anteriores: 5 | Puntos más: 5 | Grasa total: 3 g | Grasas saturadas: 1 g | Grasas trans: 0 g | Colesterol: 112 mg | Sodio: 119 mg | Carbohidratos: 4 g | Fibra dietética: 1 g | Azúcares: 1 g | Proteínas: 45 g

Ingredientes

- 2 1/2 lb. de pechuga de pavo (con hueso y con piel que le quitamos antes de comer)
- 1 cucharada. polvo de ajo
- 1 cucharada de condimento para aves
- 1 cucharadita de tomillo seco
- 1/4 cucharadita pimienta negra
- 1 cucharada. cebolla en polvo

Preparación

1. Mezcle todas las especias en un tazón pequeño.
2. Coloque su pechuga de pavo en un plato y cubra ambos lados con especias. Debe estar completamente cubierto con una mezcla de especias.
3. Coloque en una olla de cocción lenta (sin líquido) y cocine como se indica. Recomendar olla de cocción lenta de 5-7 cuartos de galón.
4. Tiempo: 4-5 horas o hasta que alcance al menos 165 grados F. en un termómetro para carne.
5. Temp: baja
6. Rendimiento: Aproximadamente 3 porciones
7. Tamaño recomendado de olla de cocción lenta: 5 cuartos

Albóndigas a la Italiana

Ingredientes

- 1 1/2 libras de pavo molido, magro
- 1 cucharada de ajo en polvo
- 1 cucharada de cebolla en polvo
- 1 cucharada de condimento italiano
- 1 1/2 tazas de salsa de tomate limpia
- 1/4 taza de queso parmesano rallado fresco

Preparación

1. En un tazón grande, amase el pavo junto con las especias.
2. Enrolle la carne en 22 albóndigas del tamaño de una nuez y colóquelas en una sola capa en su olla de cocción lenta (la mía era de 5 cuartos).
3. Vierta la salsa de tomate por encima, asegurándose de cubrir bien y uniformemente las albóndigas.
4. Espolvoree el queso por encima y ponga la olla de cocción lenta a fuego lento durante 4 horas.
5. Sirva sobre pasta con un poco de queso parmesano extra.

Pollo y Verduras al Limón y Romero

Ingredientes

- 1 libra de muslos de pollo deshuesados y sin piel, cortados en trozos
- 1 libra de papas rojas pequeñas, cortadas en cuartos
- 4 onzas de champiñones portobello
- 1 calabacín, cortado en trozos grandes
- 6-8 cebollas perla, peladas (o 1 cebolla pequeña cortada en trozos)
- 4 dientes de ajo, pelados y aplastados
- 1 limón cortado en cuartos
- 1 taza de caldo de pollo
- ½ cucharadita de sal
- ⅛ cucharadita de pimienta
- ¼ de cucharadita de condimento italiano
- 3 ramitas de romero fresco

Preparación

1. Coloque todos los ingredientes en una olla con romero fresco encima.
2. Cubra y cocine a fuego alto durante 4 horas o bajo durante 6-8 hasta que el pollo esté bien cocido y las verduras estén tiernas.

Muslos de pollo pegajosos

Ingredientes

- 1/2 taza de miel local
- 1/2 taza de azúcar morena clara
- 1/3 taza de vinagre balsámico
- 1/3 taza de salsa de soja baja en sodio
- 6 dientes de ajo picados
- 2 cucharadas de jengibre fresco rallado
- 2 cucharaditas de sriracha (u otra salsa de pimiento picante)
- pimienta negra
- 10 muslos de pollo, sin piel y descartados
- cilantro
- semillas de sésamo tostadas

Preparación

1. En una cacerola agregue la miel, el azúcar morena, el vinagre balsámico, la salsa de soja, el ajo, el jengibre, la sriracha y sazone al gusto con pimienta negra. Deje hervir, luego baje la temperatura y cocine a fuego lento durante 5 minutos, hasta que los azúcares se hayan disuelto y la salsa comience a espesarse. Retirar del fuego y dejar enfriar unos minutos.
2. En el tazón de una olla de cocción lenta, agregue los muslos de pollo sin piel y vierta la salsa. Mueva el pollo un poco con unas pinzas para cubrirlo por completo. Ponga la tapa y

cocine a fuego alto durante 4 horas, volteando el pollo un par de veces durante el proceso de cocción. Justo antes de servir, espolvoree con hojas de cilantro y semillas de sésamo.

3.   ¡Sirve con arroz blanco al vapor y tu verdura favorita y devora!

Pollo teriyaki

Tiempo de preparación: 10 minutos

Cocinar: 4 horas 10 minutos

Total: 4 horas 20 minutos

Ingredientes

- 2 libras de pechugas de pollo deshuesadas y sin piel
- 2 dientes de ajo picados
- 1/2 taza de cebolla blanca picada
- 1/2 taza de miel de abeja
- 1/2 taza de salsa de soja (use baja en sodio si lo desea)
- 1/4 taza de vinagre de vino de arroz
- 1 cucharada. jengibre fresco picado
- 1/8 cucharadita pimienta negra recién molida
- 1/4 taza de agua fría
- 3 cucharadas maicena
- (ingredientes opcionales: cebolletas en rodajas y semillas de sésamo tostadas)

Preparación

1. Agregue las pechugas de pollo al fondo de su olla de cocción lenta en una sola capa.
2. En un tazón aparte, mezcle el ajo, la cebolla, la miel, la salsa de soja, el vinagre de vino de arroz, el jengibre y la pimienta negra hasta que se combinen. Vierta la mezcla sobre las pechugas de pollo. Tape la olla de cocción lenta y cocine a

fuego alto durante 4-5 horas, o hasta que el pollo esté bien cocido y se desmenuce fácilmente con un tenedor. Retire el pollo con una espumadera a un recipiente aparte y deshágalo con dos tenedores. Transfiera el resto de la salsa teriyaki de la olla de cocción lenta a una cacerola mediana.

3. Mientras tanto, en un recipiente aparte, mezcle el agua fría y la maicena hasta que la maicena se disuelva y deje de formar grumos. Vierta la mezcla de maicena en la mezcla de salsa teriyaki y bata para combinar. Lleve la mezcla a ebullición a fuego medio-alto y déjela hervir durante aproximadamente 1-2 minutos o hasta que espese. Retirar del fuego y verter la salsa sobre el pollo desmenuzado. Mezcle para combinar.

4. Sirva cubierto con cebolletas (cebollas verdes) y semillas de sésamo tostadas si lo desea.

Pollo de cocción lenta de dos ingredientes

Tiempo de preparación: 1 min.

Cocinar: 4 horas

Total: 4 horas 1 min

Ingredientes

• 4 pechugas de pollo deshuesadas y sin piel •

• 2 tazas de salsa favorita

• sal y pimienta

• (opcional: rodajas de lima fresca para servir)

Preparación

1. Coloque las pechugas de pollo en una olla de cocción lenta y cubra con salsa. Mezcle hasta que el pollo esté cubierto.
2. Tape y cocine a fuego alto durante 4 horas (o bajo durante 6-8 horas), o hasta que el pollo se desmenuce fácilmente con un tenedor. Triture el pollo en la olla de cocción lenta y mezcle con la salsa y los jugos restantes hasta que esté bien mezclado. Sirva inmediatamente o refrigere en un recipiente hermético hasta por 5 días. (Este pollo también se congela bien).
3. • Realmente puede usar casi cualquier corte de pollo para esta receta. Sin embargo, para triturarlo fácilmente (para que no tenga que meterse con los huesos), le recomiendo pechugas o muslos de pollo deshuesados.

Enchiladas de Frijoles Negros y Maíz

Rendimiento - 4 porciones

Tiempo de preparación: 15 minutos

Tiempo de cocción: 3-4 horas.

Ingredientes

- Lata de 15 oz de frijoles negros, escurridos y enjuagados
- Lata de 15 oz de maíz, escurrido (o 2 tazas de maíz congelado)
- 4 onzas. lata de chiles verdes cortados en cubitos, escurridos
- 1 cucharadita de comino molido
- 1 cucharadita de sal
- 2 tazas de queso mezcla de quesadilla rallado, cantidad dividida
- 2-3 tazas de salsa
- 12 tortillas de maíz, calentadas

Preparación

1. En un tazón, tritura los frijoles negros con un machacador de papas o un tenedor. Mezcle el maíz y los chiles verdes. Agregue el comino molido y la sal. Por último, agregue 1 taza de queso rallado y combine bien.
2. Agregue aproximadamente 1 taza de salsa a la base de la olla de cocción lenta y extienda uniformemente en el fondo. Enrolle la mezcla de frijoles y maíz en las tortillas calientes, dividiendo uniformemente. Coloque en la olla de cocción lenta, con la costura hacia abajo, acurrucados juntos. Vierta la otra taza de salsa por encima y luego espolvoree la otra taza de queso encima.

3. Ponga la olla de cocción lenta a fuego lento y cocine de 3 a 4 horas.
4. Sirva las enchiladas de frijoles y maíz de olla de cocción lenta con una guarnición de arroz y / o ensalada.

Instrucciones para congelar y descongelar:

1. En un molde para hornear desechable de 9 × 13 pulgadas, esparce aproximadamente 1 taza de salsa de enchilada en la base del molde. Enrolle la mezcla de frijoles y maíz en la tortilla calentada y colóquela en la sartén con el lado de la costura hacia abajo, apretados juntos. Vierta otra taza de salsa de enchilada roja sobre las enchiladas y luego espolvoree el queso restante encima. Repita para la segunda sartén.
2. Para congelar, cubra la fuente para hornear desechable con papel de aluminio, etiquétela y colóquela en el congelador. Congele hasta 6 meses en el congelador del refrigerador o 12 meses en un congelador profundo. Descongele en el refrigerador durante al menos 24 horas.

Pizza de queso en plato hondo con corteza de coliflor

Ingredientes

Para la corteza:

- 1 coliflor de cabeza grande

- 2 huevos, ligeramente batidos

- ½ taza de mezcla de queso italiano rallado

- 1 cucharadita de mezcla de condimentos italianos secos

- ¼ de cucharadita de sal

Aderezos:

- ½ taza de salsa Alfredo en frasco

- 1½ tazas de mezcla de queso italiano rallado

- ½ cucharadita de romero seco

Preparación

1. Pique en trozos su cabeza limpia de coliflor en trozos del tamaño de una flor
2. Coloque en un procesador de alimentos y presione hasta que esté uniformemente picado en trozos del tamaño de arroz
3. Coloque en un bol y agregue los huevos, ½ taza de queso, condimento italiano y sal.
4. Mezclar bien.
5. Rocíe la vasija con spray antiadherente (usé mi vasija ovalada de 6 cuartos de galón) y luego presione la mezcla de coliflor hacia abajo en la vasija, formando un borde ligeramente más alto alrededor de todos los lados. Puede

usar un trozo de papel encerado o una cuchara grande para ayudarlo a presionarlo firmemente

6. Cubra con salsa alfredo y queso y luego espolvoree con romero
7. Cubra pero mantenga la tapa abierta con un mango de cuchara de madera
8. Cocine a fuego alto durante 2-4 horas hasta que los huevos en la corteza estén completamente cocidos y la coliflor esté tierna. Los bordes se dorarán ligeramente.
9. Apague el fuego y deje reposar por hasta 30 minutos antes de cortar en rodajas y servir.

Arroz y Lentejas Egipcias

Tiempo de preparación: 10 minutos

Tiempo de cocción: 4 min.

Tiempo total: 14 minutos

Ingredientes

- 1 taza de lentejas marrones (use lentejas rojas si desea que se cocine más rápido)
- ¾ cucharadita de sal
- 4½ cucharaditas de aceite de oliva
- 1 cebolla picada
- ¾ cucharadita de canela
- 1¼ cucharada de comino molido
- ¼ de cucharadita de pimienta
- ½ taza de arroz integral
- 5-6 tazas de agua o caldo de verduras o caldo de pollo

Preparación

1. Coloque el aceite de oliva en el fondo de la olla de barro.
2. Pon la olla en la posición más alta y agrega las cebollas.
3. Deje que las cebollas se cocinen en el aceite durante 10-15 minutos.
4. Agregue los ingredientes restantes, incluida el agua.
5. Tape y cocine a fuego lento durante 8 horas, oa fuego alto durante 3-4 horas.

6. Revuelva la mezcla mientras está en la olla. Si está seco, agregue un poco de agua. Si es como una sopa, retire la tapa por un momento o baje el fuego a temperatura alta.
7. NOTA: Comience con 5 tazas de agua o caldo.
8. De esa manera no será "blanda" si haces esta receta mientras estás fuera todo el día.
9. Siempre puede agregar más agua o caldo, ¡pero es difícil "desmoldar" las lentejas y el arroz!
10. Si usa lentejas rojas, esté atento a la hora, probablemente se cocinarán en 2 horas aproximadamente.

Chile de lentejas y calabaza

Ingredientes

- 1 lata (15.9 onzas) de frijoles negros, enjuagados y escurridos
- 1 lata (15.9 onzas) de frijoles pintos, enjuagados y escurridos
- 1 lata (15.9 onzas) de tomates asados al fuego con chiles verdes
- 1 lata (15.9 onzas) de calabaza
- 2 tazas de agua
- 1 taza de lentejas
- 1 cebolla picada
- 1 pimiento verde, finamente picado
- 1 zanahoria, pelada y finamente picada
- 2 dientes de ajo, picados
- 1 cucharada de chile en polvo
- 1 cucharada de chile chipotle molido

Preparación

1. Cubra la olla de cocción lenta con 1 forro de olla de cocción lenta Reynolds.
2. Coloque el forro cómodamente contra el fondo y los lados del tazón; tire de la parte superior del revestimiento de los lados del tazón.
3. Combine todos los ingredientes en la olla de cocción lenta. Tape y cocine a temperatura alta durante 4 horas o a temperatura baja durante 8 horas.
4. Quite la tapa con cuidado. Atender.

Stroganoff de hongos

Ingredientes

- 500 g de champiñones, en rodajas
- 1 cebolla cortada en cubitos
- 1 cucharada de mantequilla
- 1 cubo de caldo, preparado en 600 ml de agua caliente
- 2 cucharadas de salsa de tomate
- 3 cucharaditas de pimentón
- 3 dientes de ajo, en rodajas finas
- 4 cucharadas de crema agria (colmada)
- Un puñado de perejil fresco picado

Preparación

1. En una sartén grande, derrita la mantequilla y cocine suavemente la cebolla y los champiñones durante 5 a 10 minutos, hasta que se ablanden un poco y comiencen a encogerse, pero aún no estén completamente cocidos. Transfiera estos a la olla de cocción lenta y agregue el caldo, la taza de keth, el pimentón y el ajo en rodajas. Cocine a fuego alto durante 4 horas.
2. Cuando esté cocido, agregue la crema agria y el perejil picado.

Salmón Escalfado Con Limones Y Hierbas Frescas

Para 4 a 6 porciones

Ingredientes

- 2 tazas de agua
- 1 taza de vino blanco seco
- 1 limón en rodajas finas
- 1 chalota, en rodajas finas
- 1 hoja de laurel
- 5-6 ramitas de hierbas frescas, como estragón, eneldo y / o perejil italiano
- 1 cucharadita de pimienta negra en grano
- 1 cucharadita de sal kosher
- 2 libras de salmón con piel (o 4-6 filetes), preferiblemente de criadero
- Sal kosher y pimienta negra recién molida
- Rodajas de limón, sal marina gruesa y aceite de oliva para servir

Preparación

1. Combine agua, vino, limón, chalotes, laurel, hierbas, granos de pimienta y sal en la olla de cocción lenta y cocine a fuego alto durante 30 minutos.
2. Sazone la parte superior del salmón con sal y pimienta y colóquelo en la olla de cocción lenta, con la piel hacia abajo. Tape y cocine a fuego lento hasta que el salmón tenga un color opaco y se desmenuce suavemente con un tenedor. Comience a verificar el punto de cocción deseado después de 45 minutos a una hora y continúe cocinando hasta

alcanzar el punto de cocción preferido. (El salmón se puede mantener en un ambiente cálido durante varias horas).

3. Rocíe el salmón con aceite de oliva de buena calidad y espolvoree con sal gruesa. Sirva con rodajas de limón a un lado.

Curry de calabaza y coco

Tiempo de preparación: 5 minutos

Tiempo de cocción: 6 horas.

Tiempo total: 6 horas 5 minutos

Para 6

Ingredientes

• 1 lata de 15 onzas de leche de coco sin azúcar (entera, no liviana)

• 2 tazas de puré de calabaza (sin relleno de pastel de calabaza)

• 1 taza de caldo de pollo

• ½ cucharada de curry en polvo

• ¼ de cucharadita de cúrcuma en polvo

• 2 cucharaditas de garam masala

• ½ cucharadita de sal kosher

• ¼ de cucharadita de pimienta negra molida

• ½ cebolla grande, cortada en cubitos

• 1 diente de ajo picado

• 3 zanahorias, cortadas en trozos de 1 pulgada

• 3 tazas de camote en cubos de 1 pulgada

• 2 pechugas de pollo, cortadas en cubos de 1 pulgada

• Zumo de 1 lima

Preparación

1. En el inserto de una olla de cocción lenta de 4 cuartos o más grande, agregue la leche de coco, el puré de calabaza, el caldo de pollo, el curry en polvo, la cúrcuma en polvo, el garam masala, la sal y la pimienta. Batir para asegurarse de que todo esté combinado y las especias se distribuyan uniformemente.
2. Agregue la cebolla, el ajo, las zanahorias, las batatas, las pechugas de pollo y el jugo de limón a la mezcla. Revuelva para cubrir e incorporar.
3. Cocine a fuego lento durante 6 horas.
4. ¡Sirva sobre arroz!
5. Refrigere las sobras en un recipiente hermético hasta por siete días.

Quinua y Verduras

Tiempo de preparación: 10 minutos

Tiempo de cocción: 4 horas.

Tiempo total: 4 horas 10 minutos

Ingredientes

• 1½ tazas de quinua

• 3 tazas de caldo de pollo o verduras

• 1 cebolla pequeña picada

• 1 cucharada de aceite de oliva

• 1 pimiento rojo dulce mediano, picado

• 1 zanahoria pequeña, picada

• 1 taza de judías verdes frescas picadas

• 2 dientes de ajo picados

• 1 cucharadita de cilantro o albahaca fresca (según su gusto)

• ¼ de cucharadita de pimienta

Preparación

1. Enjuagar la quinua
2. Viértelo en la olla de barro.
3. Agregue 1 cucharada de aceite de oliva para cubrir.
4. Agregue el caldo, las verduras, la pimienta y el ajo. Reserva el cilantro para antes de servir.
5. Cubra y cocine a fuego lento durante 4-6 horas, o a fuego alto durante 2-4.

6. La quinua está lista cuando la puedes esponjar con un tenedor y está tierna. El líquido debe absorberse en la quinua.
7. Cubra con cilantro fresco y sirva.
8. Puede mezclar garbanzos o frijoles negros para agregar proteínas a este plato y convertirlo en una comida.

Tacos de quinua y lentejas

Ingredientes

- 1 camote, pelado y picado
- ½ taza de lentejas secas
- ½ taza de quinua seca
- 2½ tazas de caldo de verduras
- 2 dientes de ajo picados
- 1 cucharada de aminoácidos de Bragg o Tamari
- 1 cucharadita de pimentón ahumado
- ¼ de cucharadita de pimienta de cayena
- ¼ de cucharadita de comino
- Para Tacos:
- Tortillas de su elección (sin gluten, maíz o trigo integral)
- Lechuga rallada
- Palta
- Crema agria y / o queso (vegano o no vegano)
- Salsa
- Salsa picante
- Cilantro fresco

Preparación

1. Agregue todos los ingredientes a una olla de cocción lenta y cocine a fuego lento durante 7-9 horas.
2. ¡Arma los tacos como desees y disfruta!

Lentejas Al Curry Rojo

Ingredientes

- 4 tazas de lentejas marrones regulares (esta vez usé lentejas maasor)
- 2 cebollas, cortadas en cubitos
- 4 dientes de ajo picados
- 1 cucharada de jengibre picado
- 4 cucharadas de mantequilla (opcional)
- 5 cucharadas de pasta de curry rojo
- 1 cucharada de garam masala
- 1½ cucharadita de cúrcuma
- 2 cucharaditas de azúcar
- unos buenos batidos de pimienta de cayena
- 2 latas de puré de tomate (29 onzas cada una)
- 1 cucharadita de sal y más al gusto
- ½ taza de leche o crema de coco
- cilantro para decorar
- arroz para servir

Preparación

1. Enjuague las lentejas y colóquelas en una olla grande. Agregue las cebollas picadas, el ajo, el jengibre, la mantequilla, la pasta de curry, el garam masala, la cúrcuma, el azúcar y la pimienta de cayena. Revuelve para combinar.
2. Vierta solo 1 lata de puré de tomate sobre las lentejas. Vuelva a llenar la lata con agua dos veces y agréguela a la

olla de cocción lenta. Revuelva para asegurarse de que las lentejas estén cubiertas de líquido. Cubra y cocine a fuego alto durante 4-5 horas o bajo durante 7-8 horas.

3. Verifique una o dos veces durante la cocción para agregar más agua o puré de tomate si las lentejas están absorbiendo todo el líquido. La cantidad de agua o puré de tomate que agregue depende de qué tan espesas desee que estén las lentejas. Para mí, 1 ½ latas de puré de tomate más las dos latas de agua fue perfecto. Pruebe y sazone con sal. Las lentejas estarán blandas cuando terminen de cocinarse.

4. Agregue la leche de coco y espolvoree con cilantro justo antes de servir. Sirva sobre arroz o pan naan.

Filetes de salmón y verduras al estilo asiático

Ingredientes

- 10 onzas de filetes de salmón
- 1 paquete de mezcla de vegetales salteados asiáticos congelados (12 a 16 onzas)
- Sal pimienta
- 2 cucharadas de salsa de soja
- 2 cucharadas de miel
- 2 cucharadas de jugo de limón
- 1 cucharadita de semillas de sésamo, opcional

Preparación

1. Usé mi olla de barro de 1-1 / 2 cuartos.
2. Vierta las verduras congeladas en la olla de cocción lenta.
3. Sazone el salmón con sal y pimienta al gusto.
4. Coloque el salmón encima de las verduras.
5. Mezcle la salsa de soja, la miel y el jugo de limón y rocíe sobre el salmón.
6. Rocíe con semillas de sésamo, si las usa.
7. Tape y cocine a BAJA de 2 a 3 horas, hasta que el salmón esté cocido a su gusto. Soy un gran amante del salmón, así que me gusta en el lado recién hecho y cociné el mío alrededor de 2-1 / 2 horas.
8. Sirva con arroz integral, si lo desea.
9. Rocíe todo con la salsa de la olla de cocción lenta.

Espaguetis y Vegetales

Tiempo de preparación: 10 minutos

Tiempo de cocción: PT 1 H 30M

Tiempo total: 1 hora, 40 minutos

Rendimiento: 5 porciones

Ingredientes

- 1/2 paquete de pasta (usé espaguetis de arroz integral)
- 2 tazas de agua
- 1 pimiento verde picado
- 1/2 cebolla picada
- 2 dientes de ajo picados
- 1 pimiento rojo picado
- 5-7 champiñones en rodajas
- 3 tazas de tomates cortados en cubitos o 1 lata de 28 oz de tomates cortados en cubitos
- 2 cucharadas de albahaca fresca picada
- 2 cucharadas de perejil fresco picado
- sal marina al gusto

Preparación

1. Ponga todo excepto la albahaca, el perejil y la pasta en la olla de cocción lenta y cocine a fuego lento durante aproximadamente 1/2 hora.
2. Luego, suba a alto durante otras 1 1/2 horas o hasta que las cebollas comiencen a ablandarse.
3. Agregue la pasta cuando queden unos 20 minutos de tiempo de cocción.
4. Agregue la albahaca y el perejil unos 5 minutos antes de que los espaguetis estén listos.
5. Si la salsa le parece un poco delgada, puede agregar un poco de arrurruz o almidón de maíz no transgénico para espesarla. Esta comida debe conservarse en el frigorífico durante una semana.

Cazuela Tex-Mex de Quinua

Tiempo de preparación: 15 minutos

Tiempo total: 15 minutos

Ingredientes

• 1 y 1/2 tazas de quinua, bien enjuagada

• 1 lata (15 onzas) de frijoles negros, escurridos y enjuagados

• 1 lata (14.5 onzas) de tomates cortados en cubitos, sin escurrir (yo usé los de Hunt)

• 1 lata (15.25 onzas) de maíz, escurrido y enjuagado

• 1 taza de pimientos dulces picados

• 1 chile poblano (~ 3/4 taza), picado

• 1/2 cucharadita de ajo picado

• 1/2 taza de cebolla amarilla picada

• 2 cucharadas de chile en polvo

• 1 y 1/2 cucharaditas de comino molido

• 3 tazas de agua (o caldo de pollo)

• 1/4 taza de cilantro picado

• 1 cucharada de jugo de limón fresco

• 2-4 cucharadas de condimento para tacos

• 1 y 1/2 tazas de queso mozzarella, rallado

• Opcional: cebolleta, sal y pimienta al gusto.

Preparación

1. Enjuaga bien la quinua. Enjuague la quinua en un colador de malla con agua caliente.
2. Coloque la quinua lavada, los frijoles negros escurridos y enjuagados, los tomates cortados en cubitos sin escurrir, el maíz escurrido y enjuagado en la olla de cocción lenta.
3. Pica los pimientos dulces y el chile poblano (quita las semillas si lo deseas). Agregue los pimientos picados, el ajo picado y la cebolla picada a la olla de cocción lenta. Revuelva todo junto. Agregue el chile en polvo, el comino molido y el agua. Revuelva nuevamente y cocine durante 3-4 horas a temperatura alta o hasta que el agua se absorba por completo y la quinua esté bien cocida. Todas las ollas de cocción lenta cocinan de manera un poco diferente, así que asegúrese de revisar ocasionalmente el plato para asegurarse de que la quinua no se esté quemando o pegada a los lados.
4. Retire del fuego y agregue el cilantro picado, el jugo de limón fresco, el condimento para tacos al gusto y las cebollas verdes si lo desea. Condimentar con sal y pimienta.
5. Agrega el queso mozzarella y disfruta de inmediato.

Chile Vegetariano Con Calabaza

Tiempo de preparación: 10 minutos

Tiempo de cocción: 4 horas.

Tiempo total: 4 horas 10 minutos

Ingredientes

- 1 cebolla mediana, cortada en cubitos
- 1 pimiento rojo, sin semillas y cortado en cubitos
- 14 oz de tomates asados al fuego en cubitos
- 14 oz de frijoles rojos, escurridos y enjuagados
- 4 tazas de calabaza, pelada y cortada en cubitos
- 2 tazas de caldo de verduras o pollo - bajo en sodio
- 1 taza de maíz, fresco o congelado
- 3 dientes de ajo picados
- 2 chiles chipotle en adobo - picados (quitar las semillas a fuego más bajo)
- 2 cucharadas de comino
- 1 cucharada de chile en polvo
- 1 cucharada de pimentón ahumado
- 1 cucharadita de orégano
- sal y pimienta para probar

Preparación

1. Coloque todos los ingredientes en su olla de cocción lenta y caliente a temperatura alta durante 4 horas o baja durante 8 horas.
2. Adorne con cebolletas, yogur griego, cilantro o totopos triturados.
3. NOTAS
4. Los chiles chipotle con adobo llevan la mayor parte de su picante en las semillas, así que raspe si quiere mantener el chile en el lado suave.

Quinua vegetal con parmesano

Ingredientes

- 2 tazas de quinua, enjuagada y escurrida
- 4 tazas de caldo de pollo o vegetales orgánicos SIN BPA
- 1 lata de frijoles blancos pequeños SIN BPA, enjuagados y escurridos
- 1-2 tazas de floretes de brócoli, picados
- ½ taza de tomates secos, picados (no en aceite)
- 1 cebolla pequeña, cortada en cubitos
- 3 dientes de ajo picados
- 1 calabacín grande, en rodajas
- 1 taza de champiñones, limpios y cortados en rodajas
- ½ cucharadita de sal (opcional)
- 1 cucharadita de albahaca seca
- 1 cucharadita de orégano seco
- sal y pimienta negra fresca al gusto
- ¼ taza de queso parmesano recién rallado

Preparación

1. En una olla de cocción lenta de 4 o 5 cuartos, coloque la quinua y el caldo y cubra con los ingredientes restantes.
2. Colóquelo en temperatura alta durante 3-4 horas o en temperatura baja durante 5-6 horas.
3. Revuelva con un tenedor, cubra con queso parmesano y sal y pimienta si lo desea. Servir inmediatamente.

Pimientos Rellenos Vegetarianos

Ingredientes

- 6 pimientos morrones (tu elección de colores)
- 1/2 taza de salsa para pasta preparada o preparada
- 1 lata (15 onzas) de frijoles negros, escurridos y enjuagados
- 1 lata (de 8 onzas) de maíz (hay una foto de una lata de 16 onzas; solo usé la mitad)
- 1 cebolla pequeña, cortada en cubitos
- 2 tazas de arroz de grano largo cocido
- 1/2 cucharadita de pimentón ahumado
- 1/4 cucharadita de sal kosher
- 1/4 cucharadita de pimienta negra
- 1 taza de queso cheddar rallado
- 1/3 taza de agua

Preparación

1. Use una olla de cocción lenta de 6 cuartos. Corta la parte superior de los pimientos y quita las semillas y las membranas del interior de cada uno. En un tazón, combine la salsa para pasta, los frijoles, el maíz, la cebolla, el arroz, las especias y el queso. Mezcle bien para combinar, será bastante espeso. Introduzca la mayor cantidad de este brebaje que pueda en cada uno de sus pimientos sin corazón. Coloca con cuidado los pimientos en la olla. Vierta 1/3 taza de agua alrededor de las bases de los pimientos.

2. Cubra y cocine a fuego lento durante 6 a 8 horas oa fuego alto durante 3 a 4. La pimienta se marchitará un poco, pero seguirá intacta. Retírelos con cuidado con cucharas de servir.

Repollo Relleno Vegetariano

Ingredientes

Para el relleno:

- 1 libra de hongos portobello baby (o portobellos regulares), picados
- 1 chalota grande, picada
- 1 huevo
- 3/4 taza de pan rallado
- 1 taza de arroz basmati, crudo
- 3 cucharadas de queso parmesano rallado
- 3 dientes de ajo picados
- 1 cebolla (blanca o amarilla), picada
- 1 cucharadita de ajo en polvo
- 1/4 cucharadita de pimentón
- 1 cucharadita de sal
- 1/2 cucharadita de pimienta negra molida

Para la salsa:

- 1 cucharada de aceite de oliva
- 1 cebolla picada
- 3 dientes de ajo picados
- 2 latas de tomates pelados en cubitos (latas de 14.5 oz)
- 2 latas de salsa de tomate (latas de 14.5 oz)
- 1 cucharadita de sal
- 1/2 cucharadita de pimienta negra molida

Preparación

1. Necesitará una cabeza grande de repollo.
2. Tome una olla grande y llénela de agua, lo suficiente como para sumergir el repollo entero. Hervirlo. Agrega el repollo y deja hervir por un minuto. Sacar con pinzas y quitar suavemente las dos hojas exteriores. Regrese el repollo al agua por otro minuto y repita hasta que haya quitado todas las hojas de repollo. Rendí 13 buenas hojas.
3. No tire las hojas de repollo que se rompan o que no sean lo suficientemente grandes. Úselos para forrar el interior de su olla de barro.
4. Muela los champiñones y la chalota en un procesador de alimentos hasta que estén finos. Agregue a un tazón pequeño y combine el resto de los ingredientes. Mezclar con las manos, tapar y reservar.
5. En una cacerola grande, saltee la cebolla a fuego medio alto durante unos 5 minutos, luego agregue el ajo. Saltee un par de minutos más o hasta que las cebollas se vuelvan translúcidas. En un recipiente aparte, tritura los tomates hasta obtener una pulpa fina. Agregue los tomates, la salsa de tomate, la sal y la pimienta a la sartén y deje hervir. Agregue el jugo de un limón y baje el fuego. Deje hervir a fuego lento por lo menos 15 minutos. Agregue suficiente salsa para cubrir las hojas de repollo en la olla de barro, reserve el resto para más tarde.
6. Rellene suavemente las hojas de repollo con la mezcla de hongos, aproximadamente 1 / 4-1 / 2 taza, dependiendo de cuántas hojas tenga. Corta el tallo duro en la base de la hoja, esto hará que sea más fácil de enrollar. Comience en el medio, enrolle una vez, luego enrolle hacia los lados y luego termine de enrollar. Empaquételos lo más apretados que pueda, asegurándose de que el relleno no se salga.

7. Forre los rollos terminados en su olla de barro en capas. Tenía alrededor de 8 en la primera capa y 5 en la segunda. Después de poner la primera capa, cúbrala completamente con la salsa. Luego agrega la segunda capa y haz lo mismo. Tape y cocine a fuego lento durante 6-8 horas.

8.

9. Servimos los panecillos con un poco de salsa encima y una cucharada de crema agria.

Alcachofas

Ingredientes

- Alcachofas Ocean Mist: según el tamaño, puede cocinar varias al mismo tiempo con este método de olla de barro.

- Vino blanco

- Jugo de limón fresco

- Aceite de oliva

- Sal

- Ajo: use ajo asado de Spice World

Preparación

1. Enjuague las alcachofas con agua.
2. Recorte el tallo de la alcachofa (es una parte comestible de la verdura, pero para este método debe recortarse).
3. Recorta la pulgada superior de la alcachofa; el corazón estará expuesto.
4. Frote el limón cortado a la mitad sobre el corazón de alcachofa expuesto para evitar que se dore.
5. Abra los pétalos para esparcir la alcachofa y exponer mejor el corazón.
6. Coloque las alcachofas en una olla de barro y exprima el jugo de limón uniformemente por encima.
7. Rocíe las alcachofas con aceite de oliva.
8. Salar las alcachofas y cubrir con ajo.
9. Vierta aproximadamente 1 taza de vino blanco en el fondo de la olla de cocción lenta; agregue agua hasta que haya una profundidad de 2 pulgadas de líquido en la base de la olla de cocción lenta. La cuarta parte inferior de la alcachofa se puede cubrir con el líquido.

10. Cubra con la tapa y cocine a fuego alto durante 4 horas (las alcachofas más pequeñas se cocinarán en 3 horas)
11. Las alcachofas se terminan cuando un cuchillo se puede deslizar fácilmente en el tallo del lado inferior.

Frijoles negros y arroz

Ingredientes

- 2 latas (14 oz) de frijoles negros, escurridos y enjuagados
- 3/4 taza de arroz (crudo)
- 1 1/2 tazas de agua
- 3/4 taza de salsa
- 2 cucharaditas de comino
- 1 cucharadita de chile en polvo
- 1 cucharadita de ajo en polvo
- 1/2 cucharadita de sal
- 1/4 cucharadita de pimienta negra
- Opcional: crema agria, salsa extra

Preparación

1. Rocíe el interior de una olla de cocción lenta de 4 cuartos con spray antiadherente. Mezcle los frijoles negros, el arroz, el agua, la salsa, el comino, el chile en polvo, el ajo en polvo, la sal y la pimienta. Tape y cocine a fuego lento durante 3 horas. Retire la tapa y revuelva bien.
2. Agregue sal y pimienta adicionales al gusto. Sirva con aderezos opcionales. ¡Hace un gran relleno de burrito!

Risotto de arroz integral con champiñones

Ingredientes

- 1 taza de cebolla picada (1/2 de 1 cebolla grande)
- 2 cucharadas de mantequilla
- 1 diente de ajo picado
- 8 oz de champiñones en rodajas
- 1 taza de arroz integral de grano largo
- 1/2 taza de caldo (o 1/2 taza de agua + 1/2 cucharadita de caldo de pollo)
- 2 tazas de caldo de pollo
- 1 taza de agua
- 1/3 taza de queso parmesano rallado
- Sal y pimienta para probar
- 1 cucharada de vinagre de vino blanco

Preparación

1. En un plato apto para microondas, mezcle la cebolla, la mantequilla, el ajo, los champiñones, el arroz y 1/2 taza de caldo.
2. Microondas durante 4 minutos, revolviendo cada 90 segundos.
3. Transfiera a una olla de cocción lenta engrasada.
4. Agregue las 2 tazas de caldo y el agua.
5. Tape y cocine a temperatura ALTA durante aproximadamente 3 horas. (el mío tomó exactamente 3 horas ... el tuyo puede demorar más o menos dependiendo de tu olla de cocción lenta)

6. Agregue el queso parmesano, sal y pimienta al gusto y vinagre.
7. Sirva de inmediato (esto sabe mejor si se sirve de inmediato, no se mantiene muy bien en el ambiente cálido)

Coles de Bruselas

Ingredientes

- 1 libra de coles de Bruselas

- 3 cucharadas de mantequilla

- 1 cucharada de mostaza de Dijon (ooh la la, fancy)

- 1/4 cucharadita de sal kosher

- 1/4 cucharadita de pimienta negra

- 1/4 taza de agua

Preparación

1. Use una olla de cocción lenta de 2 cuartos. Lave y recorte los
   extremos de cada coles de Bruselas y córtelas por la mitad.
   Mezcle en la olla. Agregue mantequilla, mostaza, sal,
   pimienta y agua. Tape y cocine a fuego lento durante 4 a 5
   horas, oa fuego alto durante 2 a 3. Revuelva bien para
   distribuir la salsa antes de servir. Los brotes en el borde se
   vuelven marrones y un poco crujientes en el borde exterior.
   ¡Esto es bueno, y no es algo de qué preocuparse!

Puré de calabaza butternut

Ingredientes

- 1 calabaza moscada

Preparación

1. Retire el tallo y corte la calabaza a lo largo (la parte más difícil de toda esta receta: ¡las calabazas son difíciles de cortar!). Saque las semillas y colóquelas a lo largo en la olla de cocción lenta. Si es necesario, corte el extremo del tallo de la calabaza para que encaje, luego ajuste las piezas cortadas alrededor de la calabaza. No necesita verse bonito, solo necesitas poder cerrar la tapa. Agregue 1/2 pulgada de agua filtrada en la olla de cocción lenta, cubra y cocine a temperatura ALTA durante 2–2 1/2 horas.
2. Verifique de vez en cuando y agregue un poco más de agua si es necesario.
3. Retire la calabaza del líquido restante y saque la calabaza blanda de la piel. ¡Eso es! ¡Ahora tienes un par de tazas de puré de calabaza!

Puré de papas con coliflor y ajo

Ingredientes

- 2 - 10 oz. Bolsas de cogollos de coliflor, lavados y escurridos
- 3 c. caldo de pollo o verduras
- 4 dientes de ajo pelados
- 1 hoja de laurel
- 1 cucharada de mantequilla sin sal
- Sal pimienta

Preparación

1. Coloque los floretes de coliflor en una olla de cocción lenta de 4 cuartos
2. Vierta el caldo de pollo o de verduras sobre la coliflor, lo suficiente para cubrir.
3. Agregue los dientes de ajo y la hoja de laurel.
4. Cubra y cocine a BAJO durante 4-6 horas.
5. Retire la hoja de laurel y escurra el exceso de líquido / caldo en un recipiente. Dejar de lado.
6. Agrega mantequilla a la coliflor.
7. Use una licuadora de inmersión para licuar y suavizar las "papas" de coliflor. Agregue el caldo reservado, 1 cucharada a la vez, para crear una consistencia más cremosa.
8. Agregue pimienta fresca al gusto. Adorne con cebollas verdes y / o tocino desmenuzado.

Frijoles Negros Estilo Chipotle

Ingredientes

- Una bolsa de 1 libra de frijoles negros
- ½ cebolla
- 2 dientes de ajo
- hoja de laurel
- pizca de chile chipotle molido
- ¼ de cucharadita de pimienta negra molida
- sal, al gusto (después de cocinar)

Preparación

1. Remoje los frijoles negros durante la noche o use el método de remojo rápido en el paquete. Escurrir, enjuagar bien y escurrir nuevamente. Coloque en una olla de cocción lenta con la cebolla, el ajo, la hoja de laurel, el chile chipotle, la pimienta negra y el agua hasta cubrir ½ ". Tape y cocine a fuego alto durante 8 horas o hasta que los frijoles estén tiernos. Sazone al gusto con sal.

Maíz en el poli

Ingredientes

- 4-5 maíz fresco

- 1 cucharadita Sal

- Agua

Preparación

1. Pelar la mazorca de maíz y quitar todo el exterior del maíz.
2. Corta el extremo del maíz
3. Coloque la mazorca de maíz en una olla grande y llénela con agua, agregue sal
4. Cubra y encienda la olla de cocción lenta durante 4-5 horas.
5. ¡Retire el maíz del agua, la mantequilla y sirva!

Sopa de lentejas

6 porciones de primer plato

Ingredientes

- 2 cuartos de galón de agua

- 1 corvejón de cerdo ahumado grande

- 1 libra de lentejas marrones secas 1 taza de cebolla finamente picada

- 1/2 taza cada uno: apio y zanahoria finamente picados

- 2 cucharaditas cada una: azúcar, cristales de caldo de res

- 1/4 cucharadita de mostaza seca

- 1/2 cucharadita de hojas secas de tomillo

- Sal y pimienta de cayena, al gusto

Preparación

1. Combine todos los ingredientes, excepto la sal y la pimienta, en una olla de cocción lenta de 6 cuartos; tape y cocine a fuego lento de 6 a 8 horas. Deseche el corvejón de cerdo; sazone al gusto con sal y pimienta.

Sopa de Lentejas con Orzo

6 porciones de primer plato

Ingredientes

- 2 tazas de caldo de res (ver pág.31) o caldo de res
- 2 latas (141/2 onzas cada una) de tomates guisados al estilo italiano
- 1 taza de agua
- 8 onzas de lentejas secas
- 11/2 tazas de cebollas picadas
- ¾ taza de cada uno: zanahoria picada, apio
- 1 cucharada de ajo picado
- 1 cucharadita de hojas secas de orégano
- 1 / 8-1 / 4 cucharadita de pimiento rojo triturado
- 4 onzas de orzo crudo u otra pasta pequeña para sopa
- 2 tazas de espinacas empacadas en rodajas
- Sal y pimienta para probar

Preparación

1. Combine todos los ingredientes, excepto el orzo, las espinacas, la sal y la pimienta, en una olla de cocción lenta de 6 cuartos; tape y cocine a fuego alto de 4 a 5 horas, agregando orzo y espinacas durante los últimos 30 minutos. Sazone al gusto con sal y pimienta.

Sopa De Lentejas Y Salchichas

10 porciones de primer plato

Ingredientes

- 8-12 onzas de salchicha de pavo estilo italiano baja en grasa, sin tripa
- 3 cuartos de caldo de res o caldo de res

- 1 lata (28 onzas) de tomates triturados
- 1 libra de lentejas secas
- 11/2 tazas de cebollas picadas
- 3/4 taza de zanahorias picadas
- 1/2 cucharadita de cada una: mejorana seca y hojas de tomillo
- 1 hoja de laurel
- 2-3 cucharaditas de jugo de limón
- Sal y pimienta para probar

Preparación

1. Cocine la salchicha en una sartén mediana a fuego medio hasta que se dore, aproximadamente 8 minutos, y desmigaje con un tenedor. Combine la salchicha y los ingredientes restantes, excepto el jugo de limón, la sal y la pimienta, en una olla de cocción lenta de 6 cuartos; tape y cocine a fuego alto de 4 a 5 horas. Desechar la hoja de laurel; sazone al gusto con jugo de limón, sal y pimienta.

Jardinero de sopa de guisantes partidos

8 porciones de primer plato

Ingredientes

- 21/2 cuartos de agua

- 1 libra de arvejas verdes partidas secas

- 1 de cada uno: hueso de jamón con carne, cebolla pequeña en cuartos 2 de cada uno: puerros en rodajas (solo las partes blancas), costillas de apio, zanahorias, nabos pequeños en cubos, tomates grandes picados, dientes de ajo picados 4 dientes enteros

- 2 cucharaditas de hojas secas de tomillo

- 1 hoja de laurel

- Sal y pimienta para probar

Preparación

1. Combine todos los ingredientes, excepto la sal y la pimienta, en una olla de cocción lenta de 6 cuartos; tape y cocine a fuego lento de 6 a 8 horas. Retire el hueso de jamón; quitar y desmenuzar la carne. Vuelva a colocar la carne desmenuzada en la sopa; deseche los huesos y la hoja de laurel. Sazone al gusto con sal y pimienta.

Sopa de Espárragos y Tomate con Queso

6 porciones de primer plato

Ingredientes

- 3 tazas de caldo de pollo sin grasa y reducido en sodio
- 1 lata (141/2 onzas) de tomates cortados en cubitos, sin escurrir
- 1 cada uno: cebolla mediana picada, zanahoria
- 1/2 cucharadita de hojas secas de mejorana
- 1/4 de cucharadita de cada uno: mostaza seca, pimienta blanca
- 1/2 taza de arroz de grano largo convertido sin cocer 11/4 libras de espárragos en rodajas, cocidos
- 1 taza (4 onzas) de queso cheddar reducido en grasa rallado
- Sal al gusto

Preparativos

1. Combine todos los ingredientes, excepto el arroz, los espárragos, el queso y la sal, en una olla de cocción lenta; tape y cocine a fuego alto de 4 a 6 horas, agregue el arroz durante las últimas 2 horas y los espárragos durante los últimos 20 minutos. Agregue el queso y revuelva hasta que se derrita. Sazone al gusto con sal.

Sopa de brócoli y papa con queso

6 porciones de entrada

Ingredientes

- 1 cuarto de caldo de pollo o res sin grasa y reducido en sodio
- 1 taza de cebolla picada
- 1/2 taza de cada uno: apio finamente picado, zanahorias
- 2 tazas de papas Idaho en cubos sin pelar
- 1/2 cucharadita de cada una: semillas de apio, hojas secas de tomillo
- 2 tazas de floretes de brócoli pequeños
- 1 taza de leche descremada al 2%
- 2 cucharadas de maicena
- 2 tazas (8 onzas) rallado suave bajo en grasa
- Queso cheddar
- Sal y pimienta para probar

Preparación

1. Combine todos los ingredientes, excepto el brócoli, la leche, la maicena, el queso, la sal y la pimienta, en la olla de cocción lenta; tape y cocine a fuego lento de 6 a 8 horas, agregando brócoli durante los últimos 30 minutos. Encienda el fuego a alto y cocine por 10 minutos; agregue la leche y la maicena combinadas, revolviendo de 2 a 3 minutos. Agregue el queso, revolviendo hasta que se derrita, de 2 a 3 minutos. Sazone al gusto con sal y pimienta.

Sopa de repollo agridulce

8 porciones de entrada

Ingredientes

- 8 onzas cada uno: carne molida redonda, pechuga de pavo

- 2 cuartos de caldo de carne fragante (vea la página 32) o caldo de carne

- 1 lata (15 onzas) de salsa de tomate

- 4 tazas de repollo verde en rodajas finas

- 1 cebolla grande picada

- 1/2 taza de zanahoria en rodajas

- 2 dientes de ajo picados

- 2 cucharadas cada una: vinagre de sidra, azúcar morena

- 1 hoja de laurel

- 1 cucharadita de hojas secas de tomillo

- 1/8 cucharadita de canela molida

- 1/3 taza de pasas

- 1/2 taza de arroz de grano largo convertido sin cocer

- Sal y pimienta para probar

Preparación

1. Cocine la carne molida y el pavo en una sartén grande ligeramente engrasada a fuego medio hasta que se doren, aproximadamente 5 minutos, desmenuzando la carne con un tenedor. Combine las carnes y los ingredientes restantes,

excepto el arroz, la sal y la pimienta, en una olla de cocción lenta de 6 cuartos; tape y cocine a fuego lento de 6 a 8 horas, agregando el arroz durante las últimas 2 horas. Desechar la hoja de laurel; sazone al gusto con sal y pimienta.

Sopa Cremosa De Zanahoria

8 porciones de primer plato

Ingredientes

- 4 tazas de cada uno: caldo de pollo sin grasa reducido en sodio, zanahorias en rodajas
- 1/2 taza de jugo de naranja concentrado congelado
- 1 cucharadita de jengibre picado
- 1/2 cucharadita cada una: estragón seco y hojas de tomillo
- 11/2 tazas de leche reducida en grasa al 2%, cantidad dividida
- 1 cucharada de maicena Sal y pimienta al gusto
- Crema agria, como guarnición

Preparación

1. Combine el caldo, las zanahorias, el concentrado de jugo de naranja, la raíz de jengibre y las hierbas en una olla de cocción lenta; tape y cocine a fuego lento de 4 a 6 horas, agregando 1 taza de leche durante los últimos 30 minutos. Encienda la olla de cocción lenta a temperatura alta y cocine por 10 minutos; agregue la 1/2 taza de leche y la maicena restantes combinadas, revolviendo de 2 a 3 minutos. Procese la sopa en un procesador de alimentos o licuadora hasta que quede suave. Sazone al gusto con sal y pimienta; decore cada plato de sopa con una cucharada de crema agria.

sopa de coliflor

4-6 porciones de primer plato

Ingredientes

- 3 tazas de caldo de pollo sin grasa y reducido en sodio

- 4 tazas de floretes de coliflor

- 2/3 taza cada uno: zanahoria picada, cebolla, apio en rodajas

- 1 cucharadita de curry en polvo

- 1 / 8-1 / 4 cucharadita de pimiento rojo triturado

- 1 taza de leche descremada al 2%

- Jugo de 1/2 limón

- Sal y pimienta para probar

- Pimentón, como guarnición

Preparación

1. Combine todos los ingredientes, excepto la leche, el jugo de limón, la sal, la pimienta y el pimentón, en una olla de cocción lenta; tape y cocine a fuego alto de 4 a 6 horas. Procese la sopa y la leche en un procesador de alimentos o una licuadora hasta que quede suave; sazone al gusto con jugo de limón, sal y pimienta; espolvorea cada plato de sopa con pimentón.

Sopa de maíz al curry

6 porciones de primer plato

Ingredientes

• 2 tazas de cada uno: caldo de pollo sin grasa y reducido en sodio, maíz en grano entero

• 11/2 tazas de cebollas picadas

• 1 chile jalapeño, finamente picado

• 1 cucharada de cada uno: ajo picado, raíz de jengibre 1/2 cucharadita de cada uno: comino molido, canela

• 1 taza de leche descremada al 2%

• 1 lata (14 onzas) de leche de coco ligera

• 2 cucharadas de maicena Sal y pimienta al gusto

• Cilantro picado, como guarnición

Preparación

1. Combine el caldo de pollo, el maíz, las cebollas, el chile jalapeño, el ajo y la raíz de jengibre en una olla de cocción lenta; tape y cocine a fuego alto de 3 a 4 horas, agregando la leche durante los últimos 30 minutos. Encienda el fuego a alto y cocine por 10 minutos; agregue la leche de coco y la maicena combinados, revolviendo de 2 a 3 minutos. Sazone al gusto con sal y pimienta. Espolvorea cada plato de sopa con cilantro.

Sopa de berenjenas con salsa de pimiento rojo asado

4 porciones de entrada

Ingredientes

- 4-5 tazas de caldo de pollo sin grasa y reducido en sodio
- 2 berenjenas medianas, peladas y en cubos (¾ de pulgada)
- ¾ taza de cebolla picada
- 1/4 taza de pimiento morrón verde picado
- 2 dientes de ajo picados
- Sal y pimienta blanca al gusto
- Salsa de pimiento rojo asado (sigue la receta)

Preparación

1. Combine todos los ingredientes, excepto la sal, la pimienta blanca y la salsa de pimiento rojo asado, en una olla de cocción lenta; tape y cocine a fuego alto de 4 a 5 horas. Procese la sopa en un procesador de alimentos o licuadora hasta que quede suave. Sazone al gusto con sal y pimienta blanca. Sirva caliente o refrigere y sirva frío; revuelva alrededor de 1/4 taza de salsa de pimiento rojo asado en cada tazón de sopa.

Salsa de pimiento rojo asado

Rinde aproximadamente 3/4 de taza

Ingredientes

- 2 pimientos rojos grandes, cortados por la mitad
- 1 cucharadita de azucar

Preparación

1. Coloque los pimientos, con la piel hacia arriba, en una asadera. Ase a 4 a 6 pulgadas de la fuente de calor hasta que la piel se ampolle y se ennegrezca. Coloque los pimientos en una bolsa de plástico durante 5 minutos; quitar y pelar la piel. Procese los pimientos y el azúcar en un procesador de alimentos o una licuadora hasta que quede suave.
2. Nota: 1 frasco (12 onzas) de pimientos rojos asados, escurridos, se pueden sustituir por los pimientos de la receta.

Crema de Champiñones

4 porciones de primer plato

Ingredientes

- 3 tazas de caldo de pollo sin grasa y reducido en sodio
- 1 libra de champiñones, en rodajas
- 1 taza de cebolla picada
- 11/2 tazas de leche reducida en grasa al 2%, cantidad dividida
- 2 cucharadas de maicena
- Sal y pimienta para probar

Preparación

1. Combine todos los ingredientes, excepto la leche, la maicena, la sal y la pimienta, en una olla de cocción lenta; tape y cocine a fuego lento de 5 a 6 horas, agregando 1 taza de leche durante los últimos 30 minutos. Encienda el fuego a alto y cocine por 10 minutos; agregue la 1/2 taza de leche y la maicena restantes combinadas, revolviendo de 2 a 3 minutos. Sazone al gusto con sal y pimienta.

Sopa de cebolla al brandy

8 porciones de primer plato

Ingredientes

• 4 tazas de cebollas finamente rebanadas

• 2 cuartos de caldo de carne fragante (vea la página 32) o caldo de carne

• 2-4 cucharadas de brandy (opcional)

• Sal y pimienta para probar

Preparación

1. Combine todos los ingredientes en una olla de cocción lenta de 6 cuartos; tape y cocine a fuego lento de 6 a 8 horas. Agregue el brandy; sazone al gusto con sal y pimienta. agregando 3 tazas de papas peladas en cubos y 1/4 de cucharadita de cada una de las hojas secas de mejorana y tomillo con el caldo; espolvorea cada plato de sopa con 2 cucharadas de queso suizo rallado.

Sopa de cebolla y papa al curry

4 porciones de primer plato

Ingredientes

- 1 cuarto de caldo de pollo o caldo de pollo

- 3 tazas de cebollas picadas en trozos grandes

- 2 tazas de papas peladas y cortadas en cubitos

- 1 diente de ajo picado

- 11/4 cucharaditas cada una: comino molido y cúrcuma, curry en polvo

- ¾ taza de leche descremada al 2%

- Sal y pimienta para probar

Preparación

1. Combine todos los ingredientes, excepto la leche, la maicena, la sal y la pimienta, en una olla de cocción lenta; tape y cocine a fuego alto de 3 a 4 horas. Procese la sopa y la leche en un procesador de alimentos o una licuadora hasta que quede suave. Sazone al gusto con sal y pimienta; sirva caliente o refrigere y sirva frío.

Sopa de papa al curry fácil

4 porciones de entrada

Ingeridientes

- 1 cuarto de caldo de pollo sin grasa, reducido en sodio
- 4 tazas de papas para hornear, peladas y en cubos
- 1 cada uno: cebolla grande picada, manzana pelada y picada
- 2 cucharaditas de raíz de jengibre picada
- 2 dientes de ajo grandes, picados
- 1/2 cucharadita de semillas de alcaravea
- 2-3 cucharaditas de curry en polvo
- 1 lata (141/2 onzas) de tomates guisados
- Sal y pimienta para probar

Preparación

1. Combine todos los ingredientes, excepto los tomates guisados, la sal y la pimienta, en una olla de cocción lenta; tape y cocine a fuego alto hasta que las papas estén tiernas, aproximadamente 4 horas. Procese la mitad de la mezcla de papa en un procesador de alimentos o licuadora hasta que quede suave. Regrese a la olla de cocción lenta y agregue los tomates; tape y cocine a fuego alto durante 15 minutos. Sazone al gusto con sal y pimienta.

Vichyssoise de terciopelo

6 porciones de primer plato

Ingredientes

- 2 tazas de caldo de pollo sin grasa y reducido en sodio

- 31/2 tazas de papas Idaho peladas y en cubos

- 1/2 taza cada uno: cebolla picada, puerro

- 2 tazas de leche reducida en grasa al 2%, cantidad dividida

- 2 cucharadas de maicena Sal y pimienta al gusto

- Cebolletas picadas, como guarnición

Preparación

1. Combine el caldo, las papas, la cebolla y el puerro en una olla de cocción lenta; tape y cocine a fuego lento de 6 a 8 horas, agregando 11/2 tazas de leche durante la última 1/2 hora. Encienda la olla de cocción lenta a temperatura alta y cocine por 10 minutos; agregue la 1/2 taza de leche y la maicena restantes combinadas, revolviendo de 2 a 3 minutos. Sazone al gusto con sal y pimienta. Procese la sopa en un procesador de alimentos o licuadora hasta que quede suave. v Sirva caliente o refrigere y sirva frío. Espolvorea cada plato de sopa con cebollino.

Sopa de calabaza de dos estaciones

6 porciones de primer plato

Ingredientes

- 3 tazas de caldo de res (ver pág.31) o caldo de res

- 1 lata (28 onzas) de tomates cortados en cubitos, sin escurrir

- 1 lata (15 onzas) de frijoles Great Northern, escurridos y enjuagados

- 1 calabaza mediana, pelada, sin semillas y en cubos

- 2 calabacines medianos, en rodajas

- 1 taza de cebolla picada

- 2 dientes de ajo picados

- 1 cucharadita de cada una: salsa Worcestershire, hojas secas de mejorana

- 1/2 cucharadita de hojas de romero secas

- Sal y pimienta para probar

Preparación

1. Combine todos los ingredientes, excepto 6 cuartos de sal y pimienta, en una olla de cocción lenta; tape y cocine a fuego alto de 4 a 6 horas. Sazone al gusto con sal y pimienta.

Sopa de Tomate Maduro y Puerro

6 porciones de primer plato

Ingredientes

- 1 cuarto de caldo de pollo sin grasa, reducido en sodio
- 6 tomates grandes, picados
- 2 tazas de puerros en rodajas (solo partes blancas)
- 3 dientes de ajo picados
- 1 cucharadita de hojas secas de albahaca
- Sal y pimienta blanca al gusto
- 6 cucharadas de crema agria baja en grasa
- Ramitas de albahaca, como guarnición

Preparación

1. Combine todos los ingredientes, excepto la sal, la pimienta, la crema agria y la albahaca, en una olla de cocción lenta; tape y cocine a fuego alto de 3 a 4 horas. Procese la sopa en un procesador de alimentos o licuadora hasta que quede suave; Sazone al gusto con sal y pimienta blanca. Sirva caliente o refrigérelo y sírvalo frío. Adorne cada plato de sopa con una cucharada de crema agria y una ramita de albahaca.

Sopa cremosa de tomate con trozos de verduras

4 porciones de primer plato

Ingredientes

- 1 cuarto de caldo de pollo (ver pág.30) o caldo de pollo
- 1 lata (8 onzas) de salsa de tomate
- 11/2 tazas de floretes de coliflor pequeños
- 1 taza de cada uno: calabacín cortado en cubitos, pimiento verde,
- cebolla, papas nuevas sin pelar en cubos
- 1 diente de ajo grande, picado
- ¾ cucharadita de hojas secas de albahaca
- 1/4 de cucharadita de cada uno: tomillo seco y hojas de mejorana
- 1/8 cucharadita de mostaza seca
- ¾ taza de leche descremada al 2%
- 1 cucharada de maicena
- 2 cucharadas de jerez seco (opcional)
- Sal y pimienta para probar

Preparación

1. Combine todos los ingredientes, excepto la leche, la maicena, el jerez, la sal y la pimienta, en una olla de cocción lenta; tape y cocine a fuego alto de 4 a 6 horas. Agregue la leche y la maicena combinadas, revolviendo de 2 a 3 minutos. Agregue el jerez; sazone al gusto con sal y pimienta.

Sopa de Tomate con Pasta

6 porciones de primer plato

Ingredientes

- 3 tazas de caldo de pollo rico o caldo de pollo
- 3 libras de tomates, picados en trozos grandes
- 1/2 taza cada uno: cebolla picada, zanahoria
- 1/4 taza de apio picado 1 diente de ajo picado
- 1 cucharadita cada una: albahaca seca y hojas de orégano
- 1/2 cucharadita de semillas de anís, ligeramente trituradas
- 1 taza de pasta para sopa pequeña (stelline, orzo o rings)
- Sal y pimienta para probar
- Queso parmesano rallado, como guarnición

Preparación

1. Combine todos los ingredientes, excepto la pasta, la sal, la pimienta y el queso, en una olla de cocción lenta de 6 cuartos; tape y cocine a fuego alto de 3 a 4 horas. Procese la sopa en un procesador de alimentos o licuadora hasta que quede suave. Regrese la sopa a la olla de cocción lenta; tape y cocine a fuego alto durante 10 minutos. Agregue la pasta y cocine hasta que esté al dente, aproximadamente 20 minutos. Sazone al gusto con sal y pimienta. Espolvorea cada plato de sopa con queso parmesano.

Sopa de cosecha de jardín

6 porciones de primer plato

Ingredientes

- 11/4 cuartos de caldo de pollo sin grasa y reducido en sodio
- 1 taza de cada uno: judías verdes cortadas, cebolla en rodajas, calabacín,
- calabaza de verano amarilla
- ¾ taza de cada uno: zanahorias en rodajas, pimiento rojo y amarillo
- 1/2 taza de maíz en grano entero
- 2 dientes de ajo picados
- 1/2 cucharadita de cada una: albahaca seca y hojas de orégano
- 1/3 taza de leche reducida en grasa al 2%
- Sal y pimienta para probar

Preparación

1. Combine todos los ingredientes, excepto la leche, la sal y la pimienta, en una olla de cocción lenta de 6 cuartos de galón; tape y cocine a fuego alto de 4 a 6 horas, agregando leche durante los últimos 10 minutos. Sazone al gusto con sal y pimienta.

Minestrone ligero

8 porciones de primer plato

Ingredientes

- 11/4 cuartos de caldo de res sin grasa y reducido en sodio
- 1 taza de cada uno: guisantes, floretes de brócoli, calabacín en rodajas, zanahorias, tomates cherry cortados por la mitad
- 1/2 taza de cada uno: cebolla picada, apio, bulbo de hinojo en rodajas
- 2 dientes de ajo picados
- 1 cucharadita cada una: albahaca seca y hojas de orégano
- Sal y pimienta para probar
- Crutones de parmesano (receta a continuación)

Preparación

1. Combine todos los ingredientes, excepto la sal, la pimienta y los crutones de parmesano, en una olla de cocción lenta de 6 cuartos; tape y cocine a fuego alto de 3 a 4 horas. Sazone al gusto con sal y pimienta; espolvorea cada plato de sopa con crutones de parmesano.

Crutones de parmesano

Rinde 11/2 tazas

Ingredientes

- 11/2 tazas de pan italiano firme o de un día en cubos (1/2 pulgada)
- Spray vegetal para cocinar
- 2 cucharadas de queso parmesano, finamente rallado

Preparación

1. Rocíe los cubos de pan con aceite en aerosol; espolvorear con queso parmesano y mezclar. Disponga en una sola capa sobre un molde para panecillos de gelatina. Hornee a 375 grados hasta que se dore, de 8 a 10 minutos, revolviendo ocasionalmente.

Minestrone con Pesto de Albahaca

12 porciones de entrada

Ingredientes

- 3 cuartos de caldo de pollo o caldo de pollo

- 2 latas (15 onzas cada una) de frijoles cannellini, enjuagados y escurridos

- ¾ taza de cada uno: puerros picados (solo partes blancas), zanahorias,

- apio, pimiento amarillo picado

- 2 dientes de ajo grandes, picados

- 1 libra de calabaza amarilla de verano, en cubos

- 1 taza de guisantes congelados, descongelados

- 2 tazas de macarrones cocidos

- Pesto de albahaca (sigue la receta)

- Sal y pimienta para probar

Preparación

1. Queso parmesano rallado, como guarnición. Combine todos los ingredientes, excepto la calabaza de verano, los guisantes, los macarrones, el pesto de albahaca, la sal, la pimienta y el queso, en una olla de cocción lenta de 6 cuartos; tape y cocine a fuego alto de 4 a 5 horas, agregando calabaza de verano durante la última hora y guisantes, marcaroni y pesto de albahaca durante los últimos 20 minutos. Sazone al gusto con sal y pimienta; espolvorea cada plato de sopa con queso parmesano.

Pesto de albahaca

Rinde aproximadamente 1/2 taza

Ingredientes

- ¾ taza de hojas de albahaca compactas

- 3 dientes de ajo

- 2-3 cucharadas cada una: queso parmesano rallado, piñones o almendras en rodajas, aceite de oliva

- 2 cucharaditas de jugo de limón Sal y pimienta al gusto

Preparación

1. Procese la albahaca, el ajo, el queso parmesano y los piñones en un procesador de alimentos, agregando aceite y jugo de limón gradualmente, hasta que la mezcla esté finamente picada. Sazone al gusto con sal y pimienta.

Sopa de verano con salsa de tomate

4 porciones de primer plato

Ingredientes

• 1 cuarto de caldo de pollo o caldo de pollo

• 1 libra de calabaza amarilla de verano, picada

• 2 cebollas grandes, picadas en trozos grandes

• 11/2 tazas de maíz en grano entero, dividido

• 1/2 taza de papa pelada y cortada en cubitos

• 1 diente de ajo grande, picado

• 1/4 cucharadita de mostaza seca

• 1/2 taza de leche reducida en grasa al 2% 1-2 cucharaditas de jugo de limón

• Sal y pimienta para probar

• Cilantro picado, como guarnición

• Salsa de tomate fresco (sigue la receta)

Preparación

1. Combine el caldo, la calabaza, las cebollas, 1 taza de maíz, la papa, el ajo y la mostaza seca en una olla de cocción lenta; tape y cocine a fuego alto de 4 a 6 horas. Procese la sopa y la leche en un procesador de alimentos o una licuadora hasta que quede suave; Regrese a la olla de cocción lenta y agregue la 1/2 taza de maíz restante. Tape y cocine a fuego alto durante 10 minutos; sazone al gusto con jugo de limón, sal y pimienta. Espolvorea cada plato de sopa con cilantro; sírvalos con salsa de tomate fresco para incorporar a la sopa.

101

Salsa de tomate fresco

Ingredientes

- 1 tomate grande maduro, pelado y cortado en cubitos finos
- 1/4 taza de cilantro picado
- 1 cucharada de vinagre de vino tinto
- 1/4 cucharadita de sal

Preparación

1. Combina todos los ingredientes.

Sopa de tortilla fácil

6 porciones de primer plato

Ingredientes

- 2 latas (141/2 onzas cada una) de caldo de pollo sin grasa y reducido en sodio

- 1 lata (141/2 onzas) de tomates cortados en cubitos, sin escurrir

- 1 lata (15 onzas) de frijoles con chile picante, sin escurrir

- 1 lata (4 onzas) de chiles verdes picados, escurridos

- ¾ taza de cebolla picada 1 diente de ajo, picado

- 2 cucharaditas de vinagre de vino tinto

- 1 / 8-1 / 4 cucharadita de pimiento rojo triturado

- 1/4 taza de cilantro picado

- Sal al gusto

- 6 tortillas de maíz (6 pulgadas), cortadas en tiras de 1/2 pulgada

- Spray vegetal para cocinar

- 1/2 aguacate pequeño, pelado y cortado en cubos

Preparación

1. Combine todos los ingredientes, excepto el cilantro, la sal, las tortillas, el aceite en aerosol y el aguacate, en una olla de cocción lenta de 6 cuartos de galón; tape y cocine a fuego alto de 3 a 4 horas. Agregue el cilantro y sazone al gusto con sal.

2. Coloque las tiras de tortilla en una bandeja para hornear. Rocíe con aceite en aerosol y revuelva; hornee a 375 grados hasta que esté crujiente, aproximadamente 5 minutos.

Coloque las tiras de tortilla y el aguacate en cada tazón de sopa; cucharón de sopa.

Sopa de pollo y verduras a la antigua

6 porciones de entrada

Ingredientes

- 5 tazas de caldo de pollo

- 1 libra de pechuga de pollo deshuesada y sin piel, en cubos (¾ de pulgada)

- 1 taza de cada una: papas rojas peladas y cortadas en cubitos, repollo en rodajas finas

- ¾ taza de cada uno: zanahorias en rodajas, colinabo pelado en cubos o chirivías

- 1/3 taza de cada uno: apio en rodajas y cebollas verdes

- 2 tazas de floretes de coliflor pequeños

- 2 onzas de fideos de huevo medianos, cocidos

- Sal y pimienta para probar

Preparacion

1. Combine todos los ingredientes, excepto la coliflor, los fideos, la sal y la pimienta, en una olla de cocción lenta de 6 cuartos; tape y cocine a fuego lento de 6 a 8 horas, agregando coliflor y fideos durante los últimos 30 minutos. Sazone al gusto con sal y pimienta.

Sopa clásica de pollo con fideos

4 porciones de entrada

Ingredientes

- 2 latas (141/2 onzas cada una) de caldo de pollo sin grasa y reducido en sodio

- 4 onzas cada uno: pechuga y muslos de pollo deshuesados y sin piel, en cubos (3/4 de pulgada)

- 1 taza cada uno: apio en rodajas, zanahorias, cebolla picada

- 1 cucharadita de hojas secas de mejorana

- 1 hoja de laurel

- 1 taza de fideos anchos cocidos

- Sal y pimienta para probar

Preparación

1. Combine todos los ingredientes, excepto los fideos, la sal y la pimienta, en una olla de cocción lenta; tape y cocine a fuego alto de 4 a 6 horas, agregando los fideos durante los últimos 20 minutos. Desechar la hoja de laurel; sazone al gusto con sal y pimienta.

Sopa de fideos con pollo y verduras

6 porciones de entrada

Ingredientes

- 2 cuartos de caldo de pollo rico o caldo de pollo

- 8 onzas de pechuga de pollo deshuesada y sin piel, en cubos (1/2 pulgada)

- 1 taza de cada uno: cebolla picada, apio, zanahorias, chirivía, judías verdes cortadas

- ¾ cucharadita de cada uno: tomillo seco y hojas de romero

- 1-2 cucharaditas de vinagre balsámico

- 1 taza de floretes pequeños de brócoli 1/2 taza de guisantes congelados, descongelados 4 onzas de fideos, cocidos

- Sal y pimienta para probar

Preparación

1. Combine todos los ingredientes, excepto el brócoli, los guisantes, los fideos, la sal y la pimienta, en una olla de cocción lenta de 6 cuartos de galón; tape y cocine a fuego alto de 4 a 6 horas, agregando el brócoli, los guisantes y los fideos durante los últimos 20 a 30 minutos. Sazone al gusto con sal y pimienta.

Sopa de fideos con pollo campestre

10 porciones de entrada

Ingredientes

- 1 pollo para guisar (alrededor de 4 libras), cortado
- 3 cuartos de agua
- 2 tazas de cada una: zanahorias en rodajas, maíz en grano entero
- ¾ taza de cebolla picada
- 1 cucharadita de hojas secas de mejorana
- 1 taza de guisantes congelados, descongelados
- Fideos campestres (sigue la receta), cocidos
- 1/4 taza de perejil picado
- Sal y pimienta para probar

Preparación

1. Combine el pollo, el agua, las zanahorias, el maíz, la cebolla y la mejorana en una olla de cocción lenta de 6 cuartos; tape y cocine a fuego lento de 6 a 8 horas. Retire el pollo; corte la carne en trozos pequeños y vuelva a ponerla en la olla de cocción lenta. Tape y cocine a fuego alto durante 30 minutos, agregue los guisantes, los fideos campestres y el perejil durante los últimos 5 minutos; sazone al gusto con sal y pimienta.

Fideos campestres

Ingredientes

1 taza de harina para todo uso

1 huevo

1 cucharada de agua

1/4 cucharadita de sal

Preparación

1. Coloca la harina en una tabla de cortar mediana; hacer un hueco en el centro y agregar el huevo, el agua y la sal. Mezcle gradualmente la harina con el huevo con un tenedor hasta que se forme una masa. Amasar la masa sobre una superficie enharinada hasta que quede suave, amasando con harina adicional si la masa está pegajosa. Deje reposar la masa tapada a temperatura ambiente durante 1 hora.

2. Extienda la masa sobre una superficie ligeramente enharinada hasta que tenga un grosor de 1/8 de pulgada. Enrolle la masa sin apretar; cortar en rodajas de 1/4 de pulgada. Desenrolle los fideos y cocine en una cacerola grande con agua hirviendo hasta que estén tiernos, aproximadamente 3 minutos.

Sopa De Pollo Alfabeto

4 porciones de entrada

Ingredientes

- 2 cuartos de caldo de pollo (ver pág.30) o caldo de pollo
- 1 libra de pechuga de pollo sin piel, en cubos (1/2 pulgada)
- 1/2 taza de cada uno: cebolla picada, zanahorias, apio
- 1 diente de ajo grande, picado
- 1 hoja de laurel grande
- 1/2 cucharadita de hojas secas de tomillo
- 1/8 cucharadita de semillas de apio
- 1/2 taza de pasta alfabética sin cocer
- Sal y pimienta para probar

Preparación

1. Combine todos los ingredientes, excepto la pasta, la sal y la pimienta, en una olla de cocción lenta; tape y cocine a fuego lento de 6 a 8 horas, agregando la pasta durante los últimos 20 minutos.

2. Desechar la hoja de laurel.
3. Sazone al gusto con sal y pimienta.

Quinua de desayuno de arándanos y limón

Tiempo de preparación: 5 minutos

Tiempo de cocción: 25 minutos.

Listo: 30 minutos

Ingrediente

- 1 taza de quinua
- 2 tazas de leche descremada
- 1 pizca de sal
- 3 cucharadas de sirope de arce
- 1/2 limón, rallado
- 1 taza de arándanos
- 2 cucharaditas de semillas de lino

Preparación

1. Enjuague la quinua en un colador fino con agua fría para eliminar el amargor hasta que el agua salga clara y ya no esté espumosa.
2. Caliente la leche en una cacerola a fuego medio hasta que esté tibia, de 2 a 3 minutos. Agrega la quinua y la sal a la leche; cocine a fuego medio-bajo hasta que gran parte del líquido se haya absorbido, aproximadamente 20 minutos. Retire la cacerola del fuego. Agregue el jarabe de arce y la ralladura de limón a la mezcla de quinua. Incorpora suavemente los arándanos en la mezcla.

3. Divida la mezcla de quinua entre 2 tazones; cubra cada uno con 1 cucharadita de semillas de lino para servir.